**Amalorpavam V
Claudia Peter
Joephin Soundar**

Cuidados de prótese dentária geriátrica

Amalorpavam V
Claudia Peter
Joephin Soundar

Cuidados de prótese dentária geriátrica

Psicologia Geriátrica na Reabilitação Protética
Uma Revisão

ScienciaScripts

Imprint

Any brand names and product names mentioned in this book are subject to trademark, brand or patent protection and are trademarks or registered trademarks of their respective holders. The use of brand names, product names, common names, trade names, product descriptions etc. even without a particular marking in this work is in no way to be construed to mean that such names may be regarded as unrestricted in respect of trademark and brand protection legislation and could thus be used by anyone.

Cover image: www.ingimage.com

This book is a translation from the original published under ISBN 978-620-7-44845-6.

Publisher:
Sciencia Scripts
is a trademark of
Dodo Books Indian Ocean Ltd. and OmniScriptum S.R.L publishing group

120 High Road, East Finchley, London, N2 9ED, United Kingdom
Str. Armeneasca 28/1, office 1, Chisinau MD-2012, Republic of Moldova, Europe
Printed at: see last page
ISBN: 978-620-7-69752-6

Introdução

A pessoa geriátrica é aquela que atingiu a idade em que ocorrem alterações importantes nas funções corporais. A sua saúde e bem-estar constituem um grande desafio para a sociedade e, em particular, para as pessoas que são responsáveis pelos seus cuidados. Desde comer bem, comunicar e sorrir - os seus dentes são essenciais para algumas das coisas mais importantes da sua vida. E só se tem um conjunto de dentes de adulto, por isso vale a pena mantê-los. Mas, por vezes, a vida acontece e pode perder um dente por uma série de razões. De facto, isso acontece com frequência suficiente para que exista toda uma área da medicina dentária dedicada à restauração e substituição dos dentes. É a chamada prostodontia. Se tiver dentes em falta ou danificados e tiver sido encaminhado para um protésico, informá-lo-emos exatamente do que ele faz para que se possa sentir confiante de que é o especialista certo para o ajudar a recuperar o seu sorriso vencedor.

Definições

Gerontologia: (Sociedade Gerodontológica 1959)

"O ramo do conhecimento que se ocupa de situações e mudanças inerentes a incrementos de tempo, com particular referência a estágios pós-maturacionais".

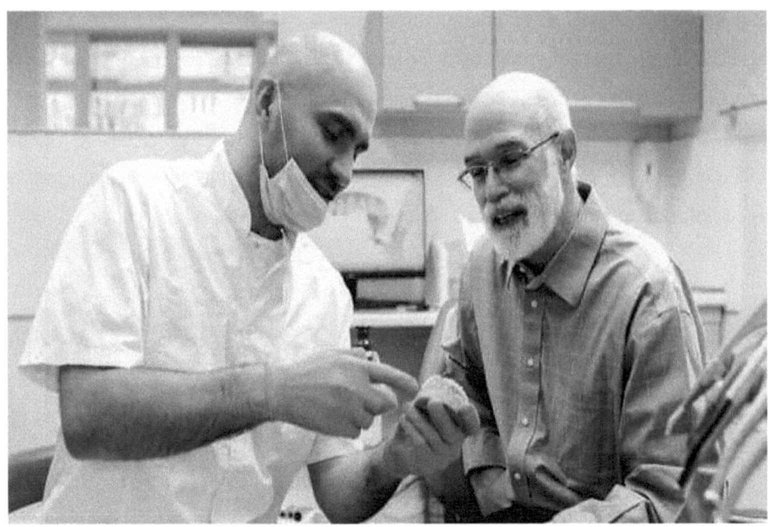

O imperativo do envelhecimento: alterações demográficas

O número de pessoas nos Estados Unidos com mais de 65 anos de idade aumentou de 3.000.000 em 1900 para 20.000.000 em 1971, das quais 4% se encontravam em lares de idosos ou de repouso. Neste século, a percentagem de pessoas nestas regiões com 60 anos ou mais aumentou de 5-8% e a esperança média de vida à nascença aumentou de 43 anos para 75 anos. O aumento contínuo do número e da proporção de pessoas idosas nestas sociedades teve um impacto socioeconómico.

As razões para este enorme aumento são atribuídas a:
- Proteção do abastecimento de água contra doenças parasitárias agudas
- Imunização contra doenças infecciosas, como a varíola e as doenças da infância.
- Controlo das infecções agudas com o desenvolvimento de antibióticos e de novos medicamentos.
- Melhoria da higiene
- Melhores hábitos alimentares
- Redução da taxa de natalidade através da aceitação filosófica do controlo da natalidade e do desenvolvimento da pílula".
- Um aumento real da esperança de vida.

Estima-se que as pessoas com mais de 80 anos aumentem 108% durante os anos 1980-2020 (ONU, 1991)

Estado dentário e protético dos idosos - epidemiologia

Em 1900, apenas 3,1 milhões de americanos, ou um em cada 25, tinham 65 anos ou mais. Em 1984, 27,9 milhões, ou um em cada nove, pertenciam a esta categoria. Se as actuais tendências populacionais se mantiverem, as pessoas com mais de 65 anos deverão representar 64,5% milhões, ou seja, 21,2% da população, em 2030.

Estudos epidemiológicos demonstraram que as pessoas idosas de hoje tendem a ter poucos dentes funcionais remanescentes e que a sua saúde dentária geral é geralmente má (Katz-et-al 1996). Os idosos têm sido normalmente definidos como a coorte de pessoas com 65 anos ou mais, mas este critério de idade cronológica é menos útil em medicina dentária devido às grandes variações na condição física, mental e médica dentro do grupo.

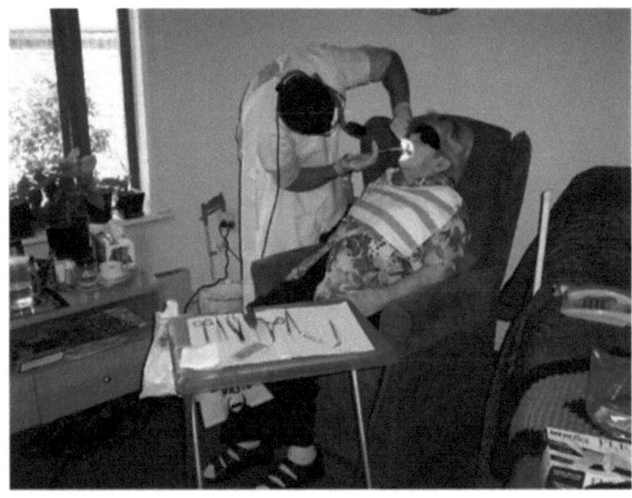

Classificação da Geriatria

I. De acordo com as reacções psicológicas ao processo de envelhecimento

A. Grupo realista

B. Grupo do ressentimento

C. Grupo demissionário

II. De acordo com os critérios funcionais (Ettinger e Beck 1984)

A. Idosos funcionalmente independentes

B. Idosos frágeis

C. Idosos funcionalmente dependentes

III Classificação de acordo com Winkler

A. Os idosos resistentes

B. As síndromes do envelhecimento senil

C. Entre grupos

Grupo realista:

- São do tipo filosófico e exigente
- São vigorosos, atentos, activos e normalmente seguros do ponto de vista económico, e os seus conselhos são respeitados em casa e na comunidade.
- Aceitam as mudanças como normais e a sua atenção às mudanças e o seu realismo na aceitação das mesmas permitem-lhes desfrutar da sua velhice.
- Seguem as instruções, orgulham-se da sua aparência, praticam uma boa higiene oral, procuram cuidados dentários e aceitam uma dieta adequada.

Grupo do ressentimento:

- São os tipos indiferentes e histéricos.
- Estão cronicamente doentes a nível emocional e físico.
- Não aceitam nem se adaptam às alterações dos tecidos e dos órgãos, mesmo que estas sejam ligeiras.
- Ressentem-se e resistem ao envelhecimento e os seus conselhos perdem a solidez; por isso, não são respeitados e ficam indignados.
- Não ouvem conselhos, raramente seguem instruções, tornam-se negligentes nos cuidados com o corpo e na higiene oral e raramente procuram cuidados dentários.

- É frequente assistir-se a uma inversão do desenvolvimento que é designada por segunda infância.

- Raramente procuram tratamento dentário por iniciativa própria, os membros da família preocupados procuram frequentemente tratamento para eles.

Idosos funcionalmente independentes:

- Representa 70% da população com 65 anos ou mais.

- São comunitários sem assistência

- Nestes doentes, podem ser aplicadas as mesmas medidas preventivas e os mesmos princípios e procedimentos de tratamento que nas coortes mais jovens.

Idosos frágeis:

- Constituem 20% da população com 65 anos ou mais

- Perderam alguma da sua independência, mas continuam a viver em comunidade com a ajuda de serviços de apoio.

- Para além dos factores socioeconómicos, a falta destes serviços de apoio constitui o principal fator limitativo para receber cuidados dentários e protésicos adequados.

Idosos com dependência funcional

- 10%, 5% estão em casa e 5% estão em instituições de cuidados prolongados.

- Não são capazes de viver de forma autónoma na comunidade.

- Os factores limitadores dos cuidados de saúde dentária incluem um fator socioeconómico desfavorável, a falta de serviços de apoio e um mau estado de saúde geral.

Aspectos do envelhecimento:

Pode ser classificado como:

-*Fisiológico*

-*Psicológico*

-*Patológico*

a) Alterações fisiológicas

As alterações fisiológicas do envelhecimento não significam necessariamente que não exista uma condição patológica. No entanto, a condição é considerada benigna em comparação com os processos patológicos do grupo de doentes crónicos. As alterações fisiológicas mais prevalentes são a perda ou o envelhecimento do cabelo e a diminuição dos sentidos da visão, da audição e do paladar.

a) Os sentidos:

Uma pessoa de 60 anos precisa, em média, do dobro da iluminação para ler do que uma pessoa de 25 anos. Uma pessoa com 80-85 anos de idade precisa de três vezes mais iluminação do que uma pessoa com 25-30 anos. O receio do glucoma e da cirurgia das cataratas faz com que os doentes geriátricos não falem sobre a perda de visão e a família pode não estar consciente da mudança.

Cerca de 55 em cada 1000 pessoas, entre os 65 e os 74 anos de idade, são funcionalmente surdas. Diz-se que esta condição é irreversível. Os jovens adultos têm cerca de 245 papilas gustativas em cada papila da língua, mas por volta dos 75 a 80 anos o número de papilas gustativas diminui 64%, o que provoca uma diminuição da perceção do paladar.

b) Pele:

A pele torna-se fina, enrugada, seca e com sardas. A pele enrugada do rosto, especialmente à volta da boca, pode ser motivo de grande angústia mental para algumas pessoas idosas. É preferível falar sobre este fenómeno normal do envelhecimento durante a entrevista de diagnóstico. A acumulação de melanina e de pêlos ocorre à medida que a pele se torna mais fina, o que é um fenómeno normal que ocorre particularmente no dorso das mãos.

c) Alterações neuromusculares:

A idade avançada provoca uma perda de força muscular. Verifica-se um abrandamento generalizado da atividade normal. Uma desnervação lentamente progressiva dos músculos é uma caraterística do processo de envelhecimento, consistente com tempos de contração longos e músculos que se contraem mais lentamente. A densidade e a massa muscular diminuem com a substituição das fibras musculares por tecidos fibrosos.

d. Impulso sexual:

A alteração depende do indivíduo e do sexo. As mulheres podem tornar-se frígidas. O desejo dos homens diminui, mas eles não querem admitir esse facto.

e) Memória:

Verifica-se uma diminuição da recordação de acontecimentos recentes, novos nomes e novos lugares, mas a recordação de acontecimentos e lugares passados parece estar menos afetada. Durante uma conversa, podem perturbar ou aborrecer os seus ouvintes, repetindo muitas vezes os mesmos incidentes. As correcções da situação não ajudam de qualquer forma.

f) Circulação, alimentação e eliminação:

O fluxo sanguíneo e linfático e a acidez dos sucos gástricos diminuem com a idade. A digestão torna-se mais lenta e a eliminação dos resíduos pode tornar-se irregular. Este processo de abrandamento tende a levar os idosos a praticar a automedicação, causando problemas alimentares.

Ex: Os laxantes fortes fazem com que os alimentos sejam forçados a passar pelo trato digestivo, o que leva a uma menor ingestão de nutrientes.

g) Osteoporose generalizada:

A doença óssea sistémica mais comum que ocorre em ambos os sexos é a osteoporose. Aparece mais frequentemente nas mulheres do que nos homens. Dores nas costas, perda de altura do corpo e da face, encurvamento e alguns tipos de deformidade são alguns dos sintomas. Em casos avançados, ocorrem fracturas espontâneas. A atrofia é particularmente notória no rebordo alveolar residual quando este é sujeito à pressão contínua das próteses.

h) Alterações do aparelho mastigatório:

1) Esmalte:

Para além do desgaste oclusal, insical e interproximal, há também desgaste e perda de detalhes estruturais na superfície do esmalte, que ao longo do tempo dão à superfície uma aparência plana e um padrão diferente de reflexão da luz. As fissuras e os tecidos do esmalte absorvem produtos corrosivos, o que provoca a descoloração.

2) Cemento:

A recessão gengival faz com que muito mais cemento cervical fique exposto, o que torna os pacientes esteticamente inseguros.

3) Dentina:

Duas alterações relacionadas com a idade

a) Formação de dentina secundária, que resulta num estreitamento gradual da circunferência da polpa.

b) A obturação gradual dos túbulos dentinários (esclerose dentinária) pela dentina peritubular altera o índice de refração da dentina, tornando-a mais translúcida. A obturação dos túbulos também leva à redução da sensibilidade e da permeabilidade do tecido dentário.

4) Pasta de papel:

Com o aumento da idade, o volume pulpar diminui como resultado da contínua aposição da dentina pelos odontoblastos. Este facto está associado a uma fibrose aparente do tecido pulpar e a uma redução da vasculatura. A desnervação provoca uma diminuição da dor, o que muitas vezes dá origem ao risco de danos térmicos irreversíveis da polpa durante a preparação dos dentes.

5) Desgaste dos dentes:

O desgaste dos dentes aumenta com a idade e deve-se principalmente ao facto de os dentes terem funcionado no ambiente oral durante um longo período de tempo. As principais causas são a atrição, a abrasão e a erosão. A atrição dos dentes anteriores tende a ser mais avançada em pacientes com menos suporte molar e pré-molar. O desgaste dentário, particularmente associado ao bruxismo, complica e limita a possibilidade de restauração dos dentes com coroa, próteses parciais fixas e próteses parciais removíveis. Geralmente, o tratamento restaurador e protético de dentições desgastadas é difícil. É muitas vezes difícil criar espaço vertical suficiente para a prótese.

6) Tecido periodontal

Na prótese dentária, a principal função do periodonto é absorver as forças mecânicas aplicadas ao pilar por uma prótese parcial fixa ou amovível. Não existem provas de que as alterações dos tecidos periodontais relacionadas com a idade tenham qualquer influência no prognóstico do tratamento com próteses parciais fixas ou removíveis, sendo o principal fator para um prognóstico aceitável a capacidade do doente para manter o controlo da placa bacteriana.

7) Perda de dentes:

A perda de dentes tem sido e continua a ser um problema para o envelhecimento. Cerca de 50% das pessoas com mais de 65 anos de idade são desdentadas, a perda de dentes e a perda de alguns sentidos gustativos conduzem à má nutrição.

8) Mucosa oral:

A mucosa oral do doente geriátrico desdentado é caracterizada por uma redução do número total de células componentes com uma consequente diminuição da espessura da mucosa e da submucosa. O revestimento da mucosa oral torna-se mais suscetível ao stress, à pressão e à doença. Embora a adaptação da prótese possa ser boa, a resistência dos tecidos é fraca, podendo ocorrer inflamação e até ulcerações.

9) Língua:

Com o aumento da idade, o tamanho da língua aumenta. Isto pode ser possivelmente o resultado da transferência de algumas funções mastigatórias e fonéticas para a língua, o que tem um efeito negativo na retenção da prótese. Pode observar-se uma despapilação no ápice e nos bordos laterais, juntamente com fissuras na língua, e ainda uma diminuição das papilas gustativas, resultando numa diminuição da sensação gustativa.

10) Cumeeira residual:

O rebordo residual em idosos sofre reabsorção após a extração dentária. A reabsorção é uma sequela da remodelação alveolar devido à alteração do estímulo funcional do tecido ósseo. A crista do rebordo residual é geralmente côncava ou plana e pode terminar num "fio de navalha". A reabsorção extensa pode colocar o forame mental na crista ou perto dela. Por vezes, o canal mandibular pode ter sido completamente reabsorvido, deixando uma fina camada de epitélio oral como única proteção. A proporção entre a reabsorção da mandíbula e a da maxila é de aproximadamente 4:1.

11) Saliva:

A saliva é importante nos utilizadores de próteses removíveis para proteger a mucosa oral da irritação mecânica e das infecções, e para conseguir a retenção das próteses completas. Como resultado de alterações regressivas nas glândulas salivares, particularmente a atrofia do revestimento celular dos canais intermédios, há uma diminuição do fluxo salivar nos idosos, além disso, há uma mudança da saliva serosa para uma mais mucosa, que pode ser viscosa e rugosa. Isto pode ter um efeito negativo na retenção da prótese e um efeito positivo na acumulação de placa bacteriana e de bactérias cariogénicas. Isto também leva ao desconforto da mucosa, disfagia e candidíase. A atrofia do revestimento celular também pode levar à xerostomia, o que, por sua vez, pode levar a sensações gustativas anormais e estomatognia.

b) Alterações psicológicas:

As alterações psicológicas que influenciam o envelhecimento podem ser divididas em:
1) Reação a alterações fisiológicas:

A primeira e principal queixa da reação do doente às alterações fisiológicas não é outra senão a sua aparência. Isto parece afetar mais as mulheres do que os homens. As mulheres exprimem frequentemente a sua preocupação com a perda de cabelo e da altura do rosto, o enrugamento da pele, as alterações na aparência dos dentes e a perda de dentes naturais. As mulheres, particularmente as que foram admiradas pela sua beleza, podem ser bastante exigentes quanto à disposição estética dos seus dentes artificiais. Um homem pode não manifestar a sua preocupação verbalmente, mas a sua reação pode ser mais dramática, mas dissimulada. A reação a outras alterações fisiológicas, como os sentidos, a audição, o paladar, a função neuromuscular, etc., também pode causar alterações de personalidade, que podem ser imprevisíveis.

2) Reacções às mudanças sociais:

À medida que as pessoas envelhecem, ocorrem mudanças na sua vida social sobre as quais não têm qualquer controlo. Em muitos casos, estas mudanças ocorrem num período relativamente curto. Falecimentos de familiares, amigos e vizinhos; familiares e amigos reformam-se dos seus negócios ou profissões e mudam-se para outros locais. Quando as pessoas mudam de residência, nem sempre é fácil fazer novos amigos. O isolamento pode levar a ressentimentos e a exigências excessivas do tempo dos outros. A reforma do emprego pode levar à ansiedade pela perda de rendimentos e ao receio de ter de depender de outra pessoa para se sustentar. O sentimento de inutilidade, de perda de identidade e de ser rejeitado ou abandonado pode levar a uma falta de vontade de viver.

c) Alterações patológicas:

As infecções inflamatórias agudas são menos frequentes após a maturidade, mas as doenças crónicas constituem uma ameaça para a boa saúde. As doenças ou alterações patológicas mais frequentemente encontradas são as metabólicas, esqueléticas, musculares, circulatórias, neoplásicas e psicológicas. Para avaliar e tratar o paciente total, o dentista deve conhecer os factores básicos que estão envolvidos no processo e deve discutir isto com os pacientes, para os encaminhar para consulta com um especialista.

1) Expressão facial:

A ausência de expressão facial pode ser devida a ou indicar:

- Perda de tónus muscular

- Tique douloureaux (O doente pode manter o músculo facial numa posição imóvel por medo de "despoletar" a face excruciante.

- Cirurgias plásticas

- Perturbações do SNC (Paralisia agitante)

- Doença das glândulas endócrinas (hipotiroidismo)

2) Tez:

A palidez pode ser indicativa de

- Anemia

- Hipoparatiroidismo

- Nefrose

- Falta de alimentação

- Tuberculose

A tez avermelhada pode ser devida a ;

        - Policitemia

        - Neoplasia

        - Alcoolismo crónico (pele do nariz)

-Pele bronzeada

        - Doença de Addisons

        - Radiação da cabeça e do pescoço

Cor púrpura azulada difusa

     - Deficiência de vitamina B_2

     - Cianose

Tez amarelo-limão

     - Icterícia

     - Doenças do fígado

Aumento da pigmentação

     - Insuficiência da glândula suprarrenal

A tez marcada pelo crescimento de pêlos na mulher pode ser suspeita de síndroma de Cushing ou de síndroma pós-menopausa. Pode também ser um fenómeno normal.

3) Postura e modo de andar

- Os ombros descaídos podem indicar uma doença da coluna vertebral.

- Mandíbula protruída pode indicar DTMs

- Tremor da cabeça devido à doença de Parkinson

- O arrastamento de uma perna ao caminhar pode dever-se a doenças cerebrovasculares.
  (festinando)

- A marcha involuntária e apressada pode ser observada na doença de Parkinson.

Bater na planta do pé

     - Tabes dorsalis

     - Lesão da espinal medula

- A queda do dedo do pé ao caminhar pode ser devida a poliomielite.

- O escalonamento pode dever-se a

     - Consumo excessivo de álcool

     - Medicação excessiva (relaxante muscular)

     - Hiperventilação

     - Danos na medula espinal.

4) A voz:

Hipernasalidade

     - Paralisia da musculatura do palato mole

     - Perfuração do palato

Rouquidão

- Paralisia de uma ou ambas as cordas vocais

- Laringite, pólipos ou ulcerações.

- Tabagismo excessivo

- Tumor das cordas vocais

- Síndrome da menopausa

5) Padrão respiratório;

Sibilância

- Asma brônquica

- Enfisema

- Infeção brônquica

- Insuficiência cardíaca

Falta de ar (dispneia)

- Doença pulmonar

- Insuficiência cardíaca

- Em posição reclinada (Ortopneia)

A respiração superficial a um ritmo rápido pode ser devida a fibrose pulmonar.

A respiração irregular, a hiperventilação contínua e a respiração periódica podem dever-se a problemas pulmonares, renais ou cardíacos graves.

6) Factores locais:

a) Halitose

- Má higiene oral

- Lesões dos tecidos moles com necroses, ulceração ou hemorragia

- Sítio cirúrgico não cicatrizado

- Tabagismo intenso

- Alimentos muito aromatizados

- Problemas gastro intestinais

- Diabetes (hálito de acetona)

- Uremia (odor amoniacal)

b) Cabelo crespo, esparso e grosseiro e fala e perceção lentas podem indicar uma baixa taxa metabólica basal

c) A cabeça aumentada pode ser devida à doença de Paget

d) O aumento das articulações dos dedos pode ser uma prova visível de osteoartrite

    - Os dedos em forma de fuso indicam artrite reumatoide.

    - Mãos e pés inchados podem indicar insuficiência cardíaca ou doença renal.

e) A pele seca e os lábios secos podem indicar xerostomia

f) A respiração bucal pode ser devida a

    - Perda de gordura e de elasticidade

    - Secagem da mucosa nasal

    - Congestão nasal

    - Desvio de septo

    - Pólipo nasal

Este facto coloca problemas na criação de impressões

g) A mandíbula saliente pode ser devida a:

    - Uma postura de compensação para ajudar a equilibrar um corpo que está inclinado

    - Sinal de agressão oral contra o tratamento

    - Má relação dos maxilares

    - TMDs

h) As pupilas estreitas podem ser susceptíveis de sífilis congénita.

    - Pupilas dilatadas ou pálpebras turvas podem ser indicativos de Glaucoma

    - A protrusão unilateral do globo ocular pode ser indicativa de um tumor.

    - O aumento da glândula tiroide ou dos gânglios linfáticos do pescoço é indicativo de bócio, de uma infeção ou de uma neoplasia

7) Dor:

    - A dor na virilha e no escroto que se acentua durante a micção pode ser indicativa de uma origem renal.

    - As dores abdominais agudas ou as cólicas podem ser indicativas de escroto.

    - A dor localizada sobre os seios maxilares pode indicar um carcinoma do antro

    - A dor facial persistente pode ser indicativa de neoplasia da nasofaringe

8) Alterações intra-orais:

a) As próteses mal ajustadas levam a

-Hiperplasia inflamatória

-Hiperplasia papilar

A hiperplasia inflamatória também pode ser observada em doentes com uso contínuo de próteses.

b) Inchaço unilateral no palato duro, no segundo pré-molar e na área dos molares pode ser um indicativo de neoplasia do antro maxilar.

c) A descoloração púrpura e a atrofia da papila superficial da língua podem ser indicativas de deficiência de riboflavina.

d) A cianose generalizada da mucosa oral dos idosos sugere doença cardíaca ou pulmonar ou policitemia.

e) O adelgaçamento da mucosa do doente geriátrico permite que as manchas de Fordyce se tornem mais evidentes.

f) As zonas petequiais vermelhas da mucosa bucal podem indicar uma anomalia sanguínea, um adelgaçamento ou fragilidade das paredes dos vasos sanguíneos ou uma perturbação dos órgãos formadores de sangue.

g) A maccroglossia ocorre em perturbações das glândulas endócrinas, como no hiperpituitarismo, ou pode dever-se ao relaxamento da musculatura da língua devido à extração dos dentes posteriores da mandíbula

h) As glândulas serosas diminuem de atividade e a saliva torna-se mais mucosa e rugosa. Quando as glândulas salivares atrofiam, a redução do fluxo salivar resulta numa boca seca (xerostomia)

i) A candidíase pode ser observada em

- Irritação da prótese

- Xerostomia

- Antibióticos

- Quimioterapia

- Radioterapia

- Ajudas

- Debilidade física.

Envelhecimento e nutrição

A nutrição é um dos factores sob controlo humano que pode influenciar a saúde do envelhecimento. Uma boa dieta geral é essencial para a saúde dos idosos e para os tecidos de suporte dos dentes. A falta de nutrientes essenciais pode causar a friabilidade dos tecidos e diminuir o potencial de reparação. Muitos dos idosos vivem em circunstâncias que os predispõem à má nutrição, tais como baixos rendimentos, isolamento, instalações inadequadas para a preparação de alimentos, problemas de comercialização e a elevada prevalência de doenças. À medida que a idade avança, é altura de consumir mais proteínas e menos hidratos de carbono, mas muitos voltam aos hábitos da infância, consumindo frequentemente hidratos de carbono em excesso. O declínio da sensibilidade ao paladar pode resultar em perda de apetite, o que pode resultar em desnutrição. Os tecidos orais pouco saudáveis não proporcionam uma base satisfatória para um serviço de prótese bem sucedido.

Medicamentos e geriatria

As pessoas com mais de 65 anos representam 11% da população americana, mas consomem 25% de todos os medicamentos prescritos vendidos nos Estados Unidos, de acordo com o Instituto Nacional do Envelhecimento. A explicação dada para a utilização mais frequente de medicamentos pelos idosos é o facto de, enquanto grupo, estes terem tendência a sofrer de mais doenças prolongadas do que quando eram mais jovens. A idade pode também provocar alterações nas capacidades físicas, nos hábitos alimentares e nos contactos sociais. O resultado destas alterações, como as dores musculares, a obstipação ou a depressão causada pela perda de um amigo ou de um familiar, pode muitas vezes levar o idoso a procurar ajuda médica.

Em muitos casos, os medicamentos administrados a pessoas idosas actuam de forma diferente do que quando são administrados a jovens. Outra razão para os efeitos dos medicamentos nos idosos pode dever-se a falhas nos rins e nas alavancas, que podem mesmo causar uma degradação e excreção deficiente dos medicamentos.

Tem sido relatado que as visitas a médicos aumentam à medida que a população envelhece, enquanto as visitas a dentistas tendem a diminuir. Este facto tem sido atribuído a um aumento do risco e da prevalência de doenças sistémicas crónicas e a um aumento da taxa de desdentação associada ao envelhecimento. O estereótipo aceite em muitos países tem sido que a doença periodontal é mais importante do que a cárie em adultos mais velhos, pelo que o tratamento com dentaduras é mais importante do que outras formas de tratamento.

Informações sociodemográficas:

O sucesso dos cuidados protéticos depende de uma boa comunicação entre o dentista e o doente, a família do doente ou outras pessoas importantes. Para compreender as necessidades dentárias do doente, é necessário compreender o ambiente em que o doente funciona, ou seja, é necessário começar por obter informações sociodemográficas sobre o doente. Não é suficiente recolher informações sobre a idade, o género, a profissão e a educação e depois esquecê-las; é necessário compreender como interpretar estes dados.

As mais importantes requerem uma determinação individualizada de:

- Ambiente sociodemográfico

- Nível de educação

- Expectativa da família ou da pessoa amada

- Nível de desconforto

- Capacidade económica para pagar os cuidados

- Nível de saúde ou de dependência funcional

- Nível de défice cognitivo

- Capacidade de pesquisar serviços, por exemplo, em termos de isolamento geográfico:

O prognóstico da dentição e o tratamento dependem da atitude do doente e dos seus cuidadores. É importante descobrir o historial de utilização de dentistas do doente. O clínico está a lidar com um doente que recorreu regularmente a dentistas ou é alguém que só visita o dentista em resposta a dor ou desconforto? A capacidade do dentista para influenciar e educar as decisões de tratamento do doente também depende destas atitudes e experiências.

Consultório dentário

Os dentistas que tratam de pacientes geriátricos devem considerar as alterações da idade quando planeiam os seus consultórios e seleccionam o seu pessoal auxiliar. A sala de receção deve ser bem iluminada; o mobiliário deve ser robusto para oferecer apoio; os assentos devem ser fáceis de entrar e sair. O revestimento do chão não deve impedir a deslocação. O espaço para caminhar não deve ter obstáculos como tapetes espalhados, mesas baixas ou utensílios. A decoração deve ser alegre e não espalhafatosa ou sombria. Foi sugerida a utilização de raparigas e rapazes adolescentes como recepcionistas, porque os adolescentes normalmente não têm aversão à velhice e é mais provável que fascinem o doente geriátrico.

Requisitos de funcionamento:

A cadeira de dentista deve ter um apoio de cabeça tipo taça que seja confortável e ofereça um apoio positivo para a cabeça. O apoio para os braços deve ser amovível para permitir uma entrada e saída fáceis.

Comunicação:

A comunicação entre pessoas de todas as idades apresenta problemas. Uma vez que muitos pacientes mais velhos têm uma perda parcial ou total da audição, a comunicação com eles é mais difícil. A compreensão do que o dentista planeia fazer e porquê é essencial antes do tratamento. Com a maioria dos pacientes geriátricos, é aconselhável realizar uma consulta antes dos procedimentos de diagnóstico na cadeira. É útil gravar os procedimentos em cassete para revisão antes de elaborar o plano de tratamento.

Durante a consulta, é aconselhável deixar o paciente falar livremente sobre os seus problemas, incluindo saúde geral, saúde dentária, situação socioeconómica, etc. Se forem necessárias outras informações específicas, estas podem ser obtidas junto da família ou do médico.

A história da saúde:

A frequência de doenças crónicas aumenta com o avançar da idade e, concomitantemente, é mais provável que estas pessoas tomem medicamentos, que podem ter um efeito direto ou indireto na cavidade oral. O dentista tem de utilizar o pensamento crítico e o discernimento informado para tomar decisões de tratamento adequadas. Por conseguinte, deve ser elaborado um historial de saúde cuidadoso para saber se os problemas de saúde irão afetar o doente.

- A duração de um compromisso:
- Muitos doentes frágeis não conseguem estar sentados durante longos períodos de tempo e os que têm peso a menos podem necessitar de almofadas especiais para se sentarem durante procedimentos que durem mais de 1 hora.

- A hora da consulta pode ser um problema para os doentes com problemas de saúde, por exemplo, os doentes cardíacos não devem ser vistos antes das 9 horas da manhã.

- O posicionamento do doente na cadeira é um fator importante, por exemplo, os doentes com doença cardiopulmonar ou hérnias do hiato não podem ser confortavelmente deitados na cadeira.

- A necessidade de cobertura antibiótica em casos de imunodeprimidos, valores cardíacos protéticos quando submetidos a destartarizações profundas ou a pequenas cirurgias, por exemplo, alongamento de coroas.

- O nível de incapacidade cognitiva do doente é um fator extremamente importante.

1. O paciente pode explicar a sua queixa principal e fornecer uma história exacta, ou tem de a pedir ao seu médico.

2. O paciente pode dar o seu consentimento informado ou tem de o obter do seu tutor legalmente nomeado.

3. O doente pode cooperar com o médico na execução do tratamento necessário?

Todos estes factores determinam se se deve recomendar a utilização de uma prótese parcial fixa ou de uma prótese removível que requer menos tempo de cadeira.

Diagnóstico protético:

Quanto mais tempo um paciente conservar alguns dos seus dentes naturais, mais curto será o tempo de desdentação e melhores serão as cristas residuais. Embora o paciente sem dúvida se adapte melhor a próteses completas numa idade mais precoce, o conservadorismo e a construção de próteses parciais, transitórias ou sobredentaduras é o tratamento de eleição. A motivação do paciente não pode ser subestimada. O doente deve aperceber-se da sua necessidade de tratamento protético, querer próteses, aceitar a prótese e tentar aprender a usá-la. O dentista, por sua vez, deve adaptar a sua técnica ao paciente, talvez alterando o seu diagnóstico original à medida que o tratamento progride, e preocupar-se com a construção de próteses funcionais e confortáveis.

Julgamento clínico

Muitas vezes, nada é tão importante como um bom julgamento clínico no diagnóstico protético do doente geriátrico. Um tratamento insuficiente pode ser tão prejudicial como um tratamento excessivo. Existe um limite superior e um limite inferior.

- Um doente idoso com apenas alguns dentes posteriores oclusivos bilateralmente, que se sente confortável, não tem dificuldade em comer e mantém os seus dentes razoavelmente limpos, é muitas vezes melhor se for deixado sozinho. Talvez uma prótese parcial simples melhore consideravelmente a função.

- Um doente com doenças degenerativas avançadas ou pessoas sujeitas a stress físico e mental não são bons candidatos a próteses completas.

Se o dentista não tiver a certeza da quantidade de tratamento a efetuar, é necessário consultar outras pessoas ou um nível de tratamento exploratório.

Avaliação para reabilitação protética:

Segue-se um exame cuidadoso da dentição, incluindo radiografias, sondagem periodontal, teste da polpa e determinação da existência de traumatismos. O exame deve incluir modelos de estudo montados em relação cêntrica, para permitir a avaliação de problemas associados à oclusão.

Avaliação da higiene oral:

Este é um dos factores chave para o sucesso ou insucesso do tratamento protético, seja ele fixo ou removível. Se o doente conseguir manter a higiene de forma independente ou se outras pessoas puderem ajudar a mantê-la, o prognóstico é bom. Vários factores normalmente observados em pacientes geriátricos, tais como envolvimentos de furca incipientes ou mais avançados, raízes muito próximas e coifas de sobredentadura, tornam a higiene uma questão essencial quando se planeia o tratamento de um paciente afetado.

As escovas interproximais e o fio dentário auto-roscante são eficazes para a remoção da placa bacteriana entre os pônticos ou os conectores das talas. Isto deve ser pensado o mais cedo possível. Se forem encontrados problemas no início, podem ser efectuadas modificações à técnica ou ao desenho da prótese mais cedo e não quando for demasiado tarde.

Planeamento do tratamento

Quando todos os dados tiverem sido recolhidos, o dentista deve efetuar uma avaliação dente a dente da restante dentição para determinar.

- Quantos pares de dentes são necessários para restaurar a função do paciente.

- A que nível é que a restauração da estética é necessária no paciente.

- Como é que se pode evitar a deterioração da saúde da dentição remanescente?

- Um enceramento diagnóstico numa situação complexa é essencial para determinar o espaço interoclusal disponível.

- O dente pode ser salvo? Qual é o risco/custo/benefício de salvar o dente?

- Qual a importância do dente para o doente?

- Qual a importância do dente para o plano de tratamento.

- O doente é capaz de suportar o tratamento proposto?

- As instalações necessárias para efetuar o tratamento previsto são acessíveis ao doente?

- O doente pode pagar o tratamento planeado?

O desenvolvimento de objectivos escritos que abordem cada desafio do tratamento é inestimável para formular e educar o doente sobre um plano de tratamento proposto. Devem ser apresentadas duas ou mais opções de planos de tratamento, juntamente com as vantagens, desvantagens, custos e tempo necessário para cada plano.

Avaliação da necessidade de coroas e próteses parciais fixas

Devem ser consideradas várias questões ao efetuar esta avaliação. A sobrevivência da restauração depende, em parte, dos cuidados orais e da dieta do doente e o dentista tem pouco controlo sobre o ambiente oral em que as obturações são colocadas.

As directrizes para as necessidades de coroas são:

R.   Se um dente que foi extensivamente restaurado for utilizado como pilar, é melhor coroá-lo do que remendá-lo. Esse dente teria um prognóstico extremamente mau para suportar a carga extra induzida por uma RPD. Se um pilar falhar pouco tempo depois da construção da RPD, será difícil fazer uma coroa para encaixar na RPD.

B. A coroação pode ser indicada no caso de um dente estar supra-erupcionado num espaço edêntulo. Nesse caso, o dente supra-erupcionado deve ser preparado para restaurar a integridade do plano oclusal e pode também ser necessária uma endodontia coroada.

C. A coroa pode ser necessária por razões estéticas.

D.   Se um dente tiver sido tratado endodonticamente, é necessário coroá-lo.

Próteses parciais fixas:

O tratamento com prótese parcial fixa tem apenas um efeito negativo limitado na higiene oral e no estado periodontal. As margens da coroa colocadas subgengivalmente podem causar o aumento da formação de placa, inflamação gengival e perda de fixação se o doente não mantiver a higiene oral. A principal falha das próteses fixas ocorre devido a falhas biológicas e mecânicas. A cárie secundária e a avaria técnica são as causas mais comuns de fracasso. Em pacientes mais velhos com reconstruções fixas extensas, isto pode frequentemente indicar que toda a restauração tem de ser removida e substituída. Por esta razão, é mais sensato tratar os pacientes mais velhos com várias próteses parciais fixas mais pequenas. Assim, as consequências de um fracasso são menos dramáticas. De acordo com alguns estudos longitudinais, a colocação de uma prótese parcial fixa - com um ou dois pônticos cantilever bilaterais - tem um excelente prognóstico.

Atualmente, o tratamento com próteses parciais fixas implanto-suportadas para substituição de dentes posteriores é uma alternativa realista às complexas próteses parciais fixas em cantilever com arcada cruzada. As consequências de futuras falhas biológicas ou mecânicas são menos dramáticas com este tratamento. Pelo menos o risco de fracasso devido a cáries, que prevalece em pacientes mais velhos, não existe se forem utilizados implantes para a restauração da perda de dentes posteriores.

Preparação dos dentes, em poucas palavras: (DCNA 1997)

A preparação dentária típica para o paciente idoso é impossível porque os dentes existem em todos os tamanhos e condições. A maior dificuldade de preparação encontra-se no dente longo ou no dente excessivamente curto.

O dente comprido resulta de:

-Perda óssea periodontal

-supraerupção

No caso de supra-erupção, pode não haver grande problema porque a altura oclusogengival resultante pode ser reduzida para se conformar com o resto do plano oclusal. No entanto, em caso de perda óssea periodontal, existe uma tendência para criar rebaixos no dente individual na área supermarginal imediata e uma propensão para não se ajustar a outros pilares longos.

Além disso, a necessidade de estender um preparo abaixo da junção cemento-esmalte geralmente estreita o preparo pulpar, predispondo até mesmo à quebra da porção coronal dos dentes anteriores.

As considerações para a preparação de dentes longos incluem a utilização de:

-Peça de mão paralela

-Espelhar-se com um olho fechado

-Folheados parciais em vez de cobertura total.

O dente curto pode dever-se a:

-Dentição muito desgastada

-Dentição previamente restaurada

As considerações para a preparação de dentes curtos incluem:

- Análise oclusal

- Alongamento da coroa

- Endodontia electiva

- Postes e núcleos (retenção)

- Ranhuras nas caixas e pinos paralelos (resistência)

Os defeitos de abrasão mais profundos do que 2 mm devem ser restaurados com material de base adequado e as margens devem ser mantidas apicalmente ao entalhe, reduzindo assim o risco de fratura do dente. Se o entalhe for pouco profundo, as margens podem terminar no bordo cervical do defeito, necessitando de um bloqueio mínimo ou inexistente do rebaixo na profundidade do defeito.

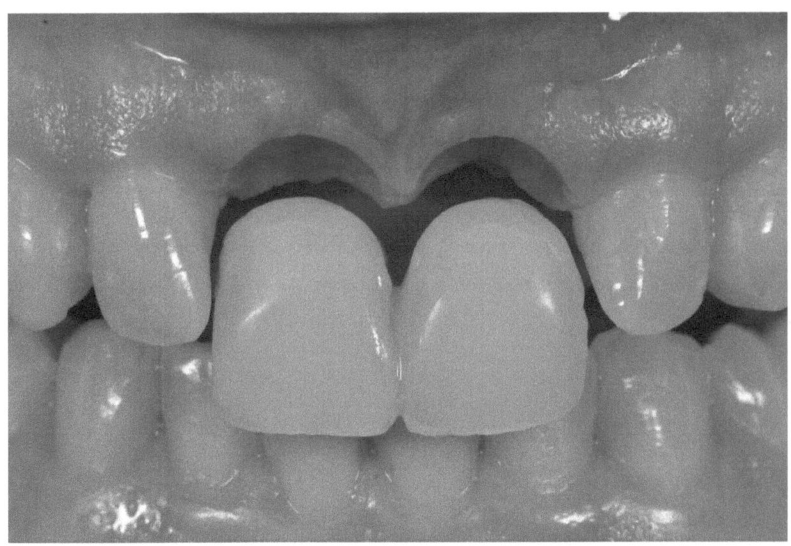

Gestão dos tecidos em geriatria:

Na maioria dos casos, a cárie radicular do cemento faz com que a linha de chegada seja mantida subgengivalmente e levanta questões relativas à utilização do fio de retração. Os fios que contêm epinefrina libertam o seu agente vasoconstritor na circulação e podem causar problemas aos doentes cardíacos. Se os fios forem utilizados incorretamente, podem provocar a descamação de tecidos duros e moles devido ao efeito vasoconstritor. Os agentes adstringentes mais suaves, como o cloreto de alumínio ou o sulfato férrico, são alternativas eficazes e preferíveis para os doentes mais idosos e clinicamente comprometidos.

- As restaurações provisórias devem ser corretamente contornadas e polidas

- A remoção completa do excesso de cimento provisório também é essencial para a preservação da saúde e altura dos tecidos.

Restauração Estética em Porcelana para o paciente idoso

As alterações do esmalte e da dentina com a idade constituem um desafio quando se trata de restaurar com uma restauração de cerâmica. Tanto a porcelana fundida com metal como toda a porcelana podem ser utilizadas para obter resultados estéticos. Deve ser efectuada uma preparação adequada para restaurações de longa duração. Deve prestar-se atenção à redução facial no terço cervical e no segundo plano de redução no terço incisal, porque o julgamento prestigioso da redução dentária pode ser obscurecido por restaurações anteriores, desgaste excessivo ou posição dentária alterada. Um enceramento de diagnóstico pode ser utilizado para fabricar um modelo de plástico, que pode ser utilizado para avaliar a redução.

O guia de cores pode ser utilizado para a seleção da cor, mas em muitos casos são observadas nuances estéticas nos dentes de pacientes adultos mais velhos. Há uma predominância de tons alaranjados nas áreas cervicais dos dentes mais velhos. Muterthies descreveu o dente do paciente mais velho como "dente de inverno", que tem as seguintes características

- Fissuras no esmalte

- Erosões cervicais

- Raízes expostas

- Descolorações por manchas

- Superfície facial lisa

- Defeitos de abrasão em forma de cunha ao longo do bordo incisal

- Incisal manchado entre o esmalte e a dentina

- Descolorações por manchas

- Fracturas do esmalte

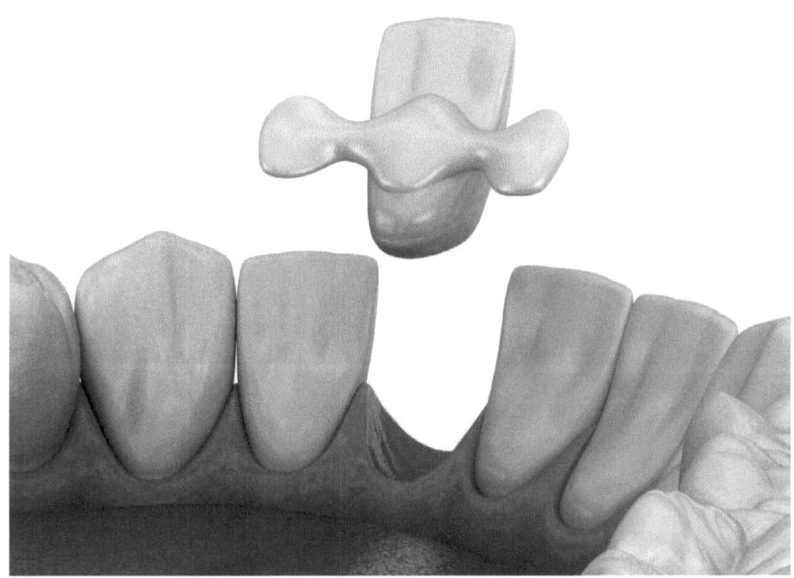

Ponte de resina em geriatria:

Se preparadas corretamente e optimizando a retenção mecânica, estas restaurações funcionam bem em geriatria. A oclusão nos pilares deve ser sempre avaliada primeiro; sempre que possível, a oclusão deve permanecer na estrutura dentária natural. O contacto oclusal pré-existente deve ser marcado no pilar não preparado e a preparação deve contornar esta marca.

Se for necessário incluir uma contenção, devem ser dadas as devidas folgas. A longevidade desta restauração é imprevisível, uma vez que um número inadequado de contactos posteriores ou uma RPD com um fraco suporte de tecido pode causar uma oclusão não estável e pode levar à fratura.

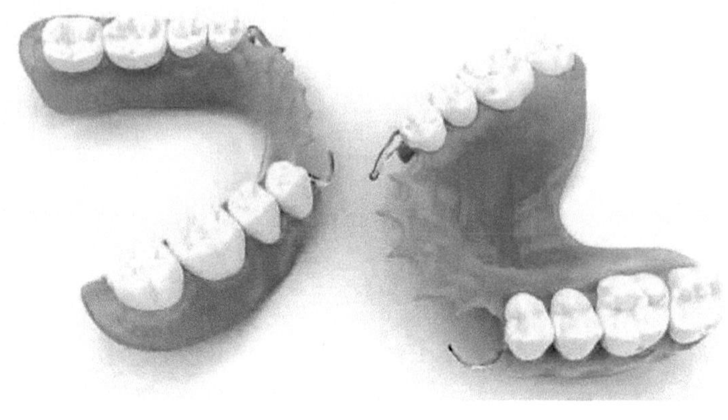

Próteses parciais removíveis

O tratamento com próteses parciais amovíveis é uma solução não invasiva e de baixo custo para a reabilitação protética de dentes posteriores em falta (Classe I e Classe II de Kennedy). Uma prótese parcial removível é também uma excelente modalidade de tratamento em selas dentárias grandes (classe III) onde é difícil obter retenção e estabilidade suficientes para uma prótese parcial fixa. O risco de fracasso inclui uma má adaptação ao uso da prótese, cáries, doença periodontal e falhas mecânicas. O principal benefício do tratamento é a melhoria da eficiência mastigatória nos casos de perda de dentes posteriores. Pode haver queixas dos doentes sobre a estética ou o conforto prejudicados, o que faz com que o doente decida não usar a prótese. Estas queixas podem ser reduzidas até certo ponto se o planeamento do tratamento for efectuado cuidadosamente de acordo com princípios lógicos e simples para o desenho da estrutura e se o ajuste da estrutura e os contactos oclusais forem verificados em consultas regulares.

O principal risco biológico do uso de próteses parciais removíveis é a acumulação de placa bacteriana, cáries radiculares e o aumento da salivação devido às próteses. O risco biológico adicional é a reabsorção do rebordo abaixo da sela da extremidade livre e o desgaste dos dentes da prótese, o que resulta na desestabilização da oclusão. Em pacientes que usam próteses maxilares completas e próteses parciais removíveis de extensão distal, existe o risco de sobrecarga do rebordo anterior maxilar, dando origem à "Síndrome da combinação" (Kelly 1992). No entanto, isto pode ser minimizado através de um reembasamento frequente e da correção oclusal ou da colocação de um implante por baixo da base de extensão distal da prótese parcial removível. Outra consequência do uso de próteses parciais amovíveis é a estomatite causada pela irritação mecânica da mucosa e pela acumulação de placa microbiana na interface entre a superfície da prótese de encaixe e a mucosa subjacente. Reduzir a área de contacto entre a prótese de encaixe e a mucosa pode ser uma forma de ultrapassar este problema, mas isto pode resultar numa menor distribuição da tensão por unidade de área. Por conseguinte, a forma adequada de controlar o efeito negativo do uso de dentaduras é manter condições oclusais estáveis e uma boa higiene oral e da dentadura. A prevenção de falhas técnicas inclui a fundição de conectores rígidos maiores e menores, braços de fecho recíprocos e apoios oclusais.

Algumas considerações na conceção de RPDs para idosos

A. Causar o menor dano possível, preservando a dentição existente. Para atingir este objetivo:

- Evitar próteses parciais de extensão distal sempre que possível, mesmo quando se trata de salvar dentes que têm um mau prognóstico.

- Para reduzir a tensão sobre um dente, pode ser bom apoiá-lo em vez de o agarrar.

- Se o dente for móvel, é melhor reduzi-lo como pilar de sobredentadura.

- Se a prótese parcial de extensão distal for inevitável, será necessária alguma forma de quebra de tensão.

- Quando necessário, deve ser efectuada alguma forma de revestimento na extensão distal e na área edêntula anterior de grande extensão.

B) O RPD deve ser fácil de inserir e remover:

- O percurso de inserção e remoção deve ser simples e direto.

- Os fechos devem ser robustos para não se dobrarem devido a um manuseamento incorreto: as ranhuras para os dedos facilitam a remoção.

- Para os doentes com deformação das mãos ou dos dedos, por exemplo, artrite reumatoide, pode ser necessário conceber um instrumento que ajude a remover a RPD; se tal não for possível, a RPD não deve ser efectuada.

C) A conceção do RPD deve ser simples e permitir a falha potencial de algumas das suas unidades.

- Se os dentes anteriores inferiores tiverem sido perdidos como resultado de doença periodontal, as barras de imobilização são úteis para evitar o torque da prótese e danos nos tecidos e pilares.

- O doente deve ser capaz de o manter corretamente

- Deve ser concebida de forma a poder manter os dentes com prognóstico reservado durante o máximo de tempo possível e também a poder substituir o dente perdido pela prótese sem ter de a refazer

D) Consideração durante a produção de impressões:

A base de extensão distal RPDS fabricada a partir de uma única impressão de alginato demonstra frequentemente um movimento excessivo da base. Por conseguinte, deve ser efectuada uma impressão de gesso alterada. Alternativas à RPD convencional com estrutura metálica fundida.

1) Utilização de uma junta de silicone na prótese para encaixar alguns dentes restantes

2) A utilização de um aparelho feito exclusivamente de resina acrílica com ou sem retenção de fio forjado. Proporcionam um suporte posterior provisório para temporização estética ou experimentação da dimensão vertical. No entanto, produzem um efeito negativo nos tecidos e no ligamento periodontal, se usados continuamente.

Sobredentaduras

O tratamento com sobredentaduras suportadas por raízes naturais é particularmente indicado se existirem poucos dentes remanescentes, se houver uma perda grave de ligação periodontal ou se os dentes estiverem desfavoravelmente distribuídos na arcada com raízes naturais como suporte, se for obtido algum suporte dentário para as próteses, se a estabilidade dos dentes pilares puder ser mantida e se a prótese puder ser facilmente modificada se um ou vários pilares forem perdidos. Além disso, manter as raízes por baixo de uma prótese é uma forma eficaz de prevenir a reabsorção óssea, proporcionar uma melhor distribuição da carga e manter o retorno sensorial dos receptores periodontais. Se o estatuto socioeconómico do doente for pobre, a reabilitação com uma sobredentadura suportada por dentes é uma alternativa melhor do que as próteses completas suportadas por implantes.

O insucesso biológico ocorre devido a cáries e problemas periodontais devidos à acumulação de placa bacteriana e a hábitos de utilização da prótese inconvenientes. No entanto, estas falhas são mais significativas se forem colocadas coifas com attachments e se o doente não for capaz de manter a higiene oral. Por isso, é preferível colocar uma sobredentadura simples na primeira fase e depois passar para um acessório em fases posteriores, se o doente mantiver uma boa higiene.

A falha técnica associada à sobredentadura é a fratura da placa de prótese. Isto é comum se houver relativamente poucos antagonistas a oporem-se a uma sobredentadura maxilar completa ou se forem mantidos dois incisivos centrais como dentes pilares. Isto deve-se ao facto de as tensões não serem distribuídas uniformemente nos tecidos de suporte. O risco de fratura pode ser reduzido através da incorporação de uma placa metálica na base da prótese. No entanto, isto pode ter um efeito biológico negativo, pois o balanço contínuo pode levar à reabsorção óssea.

Próteses completas

Hoje em dia, o tratamento com próteses totais convencionais é normalmente restrito a pacientes edêntulos que não estão aptos para o tratamento com uma prótese implanto-suportada por razões socioeconómicas, anatómicas ou devido a um mau estado de saúde geral. Os factores de risco biológicos associados ao tratamento são consideráveis e estão associados à reabsorção do rebordo residual, à desestabilização da oclusão, a diversas patologias na mucosa de contacto com a prótese e ao aparecimento de distúrbios temperomandibulares. As alterações dos tecidos de suporte da prótese e das articulações temperomandibulares são difíceis de controlar com a terapia protética e podem resultar na invalidação completa do aparelho mastigatório no idoso.

As falhas técnicas associadas são muito raras, provavelmente porque as forças musculares utilizadas durante a mastigação são muito reduzidas em comparação com as que resultam quando uma prótese completa é suportada por raízes naturais ou implantes. Quando os dentes naturais são deixados na mandíbula, o risco de fratura da prótese total maxilar aumenta, particularmente se os contactos oclusais forem poucos e distribuídos de forma desigual.

A colocação de implantes é a única forma fiável de reduzir os efeitos negativos do uso de próteses completas. A colocação de dois implantes mandibulares é uma excelente forma de melhorar o conforto de uma prótese total e tem um efeito positivo na qualidade de vida. O insucesso biológico está associado à perda óssea adjacente ao implante, quer como consequência da intervenção cirúrgica, quer da carga mecânica gerada pelas forças oclusais, quer pela acumulação de placa bacteriana que dá origem a reacções inflamatórias do tecido peri-implantar. O tabagismo também aumenta o risco de periimplantite. As falhas técnicas associadas às sobredentaduras implanto-suportadas são as fracturas das próteses, o afrouxamento dos parafusos de retenção, as fracturas das barras, as fracturas dos clipes e as alterações do anel resiliente com o sistema de fixação esférico. Foram revistos os resultados de estudos em pacientes idosos com sobredentaduras suportadas por implantes, indicando uma taxa de insucesso biológico de cerca de 5% na maxila e de 16% a 20% na mandíbula. A qualidade do osso e o comprimento dos implantes foram considerados os factores mais importantes para um bom prognóstico.

Construção de próteses completas:

Impressões:

Antes de efetuar moldes de desdentados para pacientes geriátricos, os tecidos que suportam a prótese devem ser examinados adequadamente. Se os tecidos tiverem sido maltratados por dentaduras mal ajustadas, deve permitir-se que voltem à condição normal utilizando um condicionador de tecidos. Uma vez que a idade tolera mal as mudanças, é aconselhável evitar grandes alterações, o que não significa que as novas próteses devam ser sub-alargadas, independentemente de quão curta era a prótese antiga do doente. As próteses acabadas devem ser tão grandes quanto possível, dentro das limitações funcionais do doente, sem interferir com os limites funcionais.

O nosso objetivo na moldagem é a cobertura máxima dos tecidos sem deslocação periférica durante os movimentos funcionais. Uma vez que a retenção depende do selamento periférico e da intimidade do contacto com os tecidos. A impressão deve ter bordos arredondados. As impressões preliminares devem ser efectuadas em moldeiras de stock, sendo as impressões secundárias ou finais efectuadas em moldeiras personalizadas.

Dimensões verticais:

A determinação da dimensão vertical num indivíduo jovem e saudável é difícil no caso do doente geriátrico; é necessário muito mais tempo e esforço para assegurar um registo fisiológico exato. Existem muitos métodos para determinar a dimensão vertical; o dentista deve selecionar aquele que produz consistentemente os melhores resultados. Contudo, devem ser tidos em consideração determinados factos, independentemente do método escolhido.

- Uma distância interoclusal adequada entre as superfícies oclusais das próteses completas é necessária para uma mastigação satisfatória, fonética e conforto do doente.
- A distância interoclusal aumenta com a idade.
- Os bordos incisais brancos-azulados, translúcidos e sem marcas, característicos da juventude, são lentamente desgastados pelo atrito.
- As superfícies de oclusão dos dentes posteriores estão constantemente a ser desgastadas.
- A taxa de desgaste é monitorizada pela dieta, oclusão, condição oral geral e padrão muscular dos indivíduos.
- A perda de dimensão vertical é lenta, contínua e obviamente irreversível.

A restauração excessiva da dimensão vertical para obter uma aparência mais jovem é contra-indicada. Esta situação conduzirá à destruição dos tecidos de suporte, a um desconforto grave, a problemas de fala e de mastigação e a uma possível disfunção da articulação temperomandibular. A queda dos lábios, devido à perda de suporte adequado e de tónus muscular, complica a dificuldade de determinar a dimensão vertical. A musculatura facial perde elasticidade e resistência com o avançar da idade, devido à desidratação e ao aumento do tecido fibroso. O enrugamento da pele à volta da boca provoca o chamado aspeto em "bolsa", tão caraterístico dos idosos. Muitas vezes, o orifício bucal não pode abrir-se tanto para a entrada de alimentos. São necessárias bases de registo anatomicamente construídas e aros de oclusão para apoiar os lábios. Não devem ser construídas em excesso e devem poder ser utilizadas confortavelmente pelo doente durante a consulta de registo.

Os doentes geriátricos necessitam de mais do que a distância interoclusal média de 3 mm do adulto jovem com um conjunto completo de dentes. Pode ser indicada uma distância interoclusal de 5-10 mm devido a alterações fisiológicas na musculatura facial, no osso alveolar, na pele e na perceção sensorial. Se existir uma grande dificuldade na determinação da dimensão vertical, a dentadura antiga do doente, se disponível, pode ser utilizada como guia.

No caso de sobrefechamento grave, em que a distância interoclusal tem de ser grandemente corrigida, deve ser feito ao longo de um período de tempo. A dimensão vertical deve ser aberta 5 mm de cada vez. Após alguns anos, o doente pode ser chamado de volta e a prótese pode ser refeita com outro aumento de 3-4 mm na distância interoclusal.

Relação centrada:
O registo correto e a duplicação da relação cêntrica são fundamentais para o sucesso das próteses completas. A relação cêntrica deve ser registada na dimensão vertical estabelecida, uma vez que as alterações posteriores na dimensão vertical podem causar alterações correspondentes na relação cêntrica. A determinação da relação cêntrica deve ser precisa e exacta.

No doente geriátrico, adquire-se frequentemente uma posição prognática da mandíbula com uma mordida excêntrica de conveniência resultante, devido ao resultado de uma dimensão vertical oclusal fechada. Este facto impede a colocação imediata dos côndilos na posição mais retruída na fossa glenoide. É necessário despender um tempo considerável para obter um registo cêntrico correto. Se for registado incorretamente, o caso será um fracasso. O doente deve ser obrigado a sentar-se numa posição direita para que as posições mandibulares anormais possam ser corrigidas com maior facilidade. O doente idoso deve estar confortável e descontraído durante o registo da relação cêntrica. As instruções devem ser concisas e precisas. Devem ser repetidas constantemente. A palavra "morder" deve ser evitada, pois existe o risco de o doente fazer uma protrusão da mandíbula para a incisão dos alimentos e de a fechar com uma pressão excessiva. A pré-medicação com barbitúricos ou tranquilizantes leves pode ser usada em casos de falta de coordenação muscular. Os exercícios mandibulares devem ser utilizados para treinar o paciente a relaxar a mandíbula. O doente é instruído a fazer uma protrusão, uma retrusão e a mover a mandíbula de um lado para o outro. A deglutição também pode ser utilizada eficazmente para cansar e relaxar a mandíbula.

Estética:

Já se escreveu e disse muitas vezes que a estética não é importante ou é secundária no fabrico de próteses para idosos. Isto não é verdade. Toda a gente quer parecer mais jovem e as pessoas vão a todos os extremos na nossa sociedade para melhorar a sua aparência. Uma prótese estética pode ser o ponto de viragem na aceitação do paciente. As exigências irrealistas de alguns pacientes condenam muitos casos ao fracasso desde o início, embora a condição oral não apresente dificuldades. Se um doente espera demasiado, deve ser-lhe claramente indicado o que deve esperar, minimizando sempre os resultados.

Seleção de dentes anteriores:

Num tratado clássico sobre a criação da ilusão de dentes naturais em próteses artificiais", Frush e Fisher identificaram a idade como um dos três elementos básicos, juntamente com o género e a personalidade. Acreditavam que a idade deve ser tida em grande consideração para que o tratamento seja bem sucedido. O doente deve ser informado sobre os diferentes papéis que os dentes e as posições dos dentes desempenham na estética facial. É melhor selecionar algumas tonalidades de dentes mais adequadas para o doente do que selecionar todo o guia de cores e confundir o processo de seleção.

Características prevalecentes na idade dos dentes anteriores:

A) Cor e propriedades visuais relacionadas.
- Diminuição do valor
- Aumento do croma
- Dentina incisal exposta ou manchada
- Aumento da reflexão
- Diminuição da translucidez

B) Características da superfície
- Bordos incisais desgastados e achatados
- Superfícies faciais mais lisas
- Superfícies interproximais planas
- Linhas de esmagamento verticais proeminentes.

C) Disposição e exposição
- Aumento da variabilidade dos eixos longos.
- Espaços interproximais abertos
- Aumento do comprimento visível
- Larguras mesiodistais reduzidas
- Diminuição da exposição dos dentes anteriores do maxilar
- Aumento da exposição dos dentes anteriores da mandíbula.

Depois de selecionar o dente adequado, com base numa análise completa do paciente, pode ser necessária alguma modificação da superfície dos dentes. Isto depende das necessidades específicas de cada paciente. O facto de o desgaste ser notado na dentição natural não significa necessariamente que deva ser incorporado na estética dos dentes artificiais de todos os pacientes. A extensão do desgaste num dente individual depende da sua posição na arcada.

Padrões de desgaste no envelhecimento:
Maxilar anterior - Desgaste da inclinação que afecta as superfícies palatinas
Mandíbula anterior - Desgaste das inclinações das superfícies faciais
Central e laterais - Desgaste em linha reta
Caninos - Superfícies curvas de desgaste.

Seleção de dentes posteriores:

Os dentes posteriores são responsáveis pela oclusão de uma prótese completa. Se forem utilizados dentes anatómicos para uma pessoa idosa, os movimentos excêntricos, bem como a relação cêntrica, devem ser registados com precisão e transferidos para um articulador ajustável. As cúspides também devem ter liberdade de movimento nas suas respectivas fossas, com a cúspide lingual superior a atuar como pilões e as fossas inferiores como argamassas. Devem estar presentes múltiplos contactos uniformes em relação cêntrica e em todas as posições funcionais. É necessário um equilíbrio para assegurar que não há interferência com os movimentos da mandíbula para posições excêntricas.

Os dentes posteriores de grau zero ou dentes não anatómicos são mais frequentemente utilizados em pacientes geriátricos. As vantagens da sua utilização são:
- São mais adaptáveis a relações maxilares invulgares, como as más oclusões de classe II e de classe III.
- São utilizados mais facilmente quando as variações na largura dos maxilares superior e inferior indicam uma configuração de mordida cruzada.
- Os dentes de grau zero dão liberdade ao paciente e não bloqueiam a mandíbula numa única posição.
- Eliminar as forças horizontais que podem ser mais prejudiciais do que as forças verticais
- Os dentes de grau zero ocluem em mais do que uma relação, pelo que o debate sobre se a relação cêntrica é um ponto ou uma área não precisa de preocupar o dentista.
- Utiliza uma técnica simplificada e menos demorada e oferece um maior conforto e eficácia durante um período mais longo e também se adapta melhor às alterações negativas na altura do rebordo que ocorrem com o envelhecimento.

Estão disponíveis várias modificações não anatómicas de formas de dentes posteriores construídas total ou parcialmente em liga de crómio-cobalto que requerem uma pressão de fecho inferior à média e onde é necessário reduzir a força da prótese na superfície de suporte durante a função. A liga de crómio-cobalto, devido à sua resistência, aumentou a eficiência da mastigação. A Hardy concebeu blocos de dentes posteriores acrílicos superiores e inferiores nos quais estão embutidas lâminas de corte metálicas curvas que ajudam a cortar alimentos fibrosos, diminuindo assim o trauma nos tecidos subjacentes.

Ajustes:

Independentemente do cuidado e da perícia incorporados no fabrico de próteses completas, a sua inserção é normalmente seguida de irritação e trauma em diferentes graus. As extensões excessivas e as interferências oclusais são as principais causas de desconforto para o doente. O ajuste inicial das próteses pode produzir um trauma localizado. Os doentes geriátricos podem ter de ser educados para aceitar um período de ajuste a longo prazo como rotina e inevitável. A oclusão deve ser aperfeiçoada antes de se permitir que o doente use as próteses. Por isso, deve ser feita uma remontagem no articulador e procedimentos de trituração selectiva antes da inserção.

O doente geriátrico deve ser consultado no dia seguinte à inserção ou, o mais tardar, no segundo dia. Dependendo das condições bucais encontradas no primeiro ajuste, o paciente é aconselhado a retornar em um ou dois dias, ou no máximo três. Durante as visitas de ajustamento, pode pedir-se ao doente que assinale as áreas de dor. No entanto, os pacientes são maus juízes e normalmente não conseguem localizar a área exacta de desconforto. A modificação do bordo deve ser efectuada de acordo com a quantidade de sobreextensão e irritação. Se os flanges parecerem correctos e não for observada qualquer vermelhidão, não deve ser feita qualquer redução, uma vez que as próteses satisfatórias podem ser destruídas por ajustes demasiado zelosos. Todas as áreas ajustadas devem ser altamente polidas, caso contrário podem causar irritação. Nenhum rebordo ou dente deve ser ajustado até se determinar que está em falta e que está a causar desconforto. Na visita de ajuste final, deve ser-lhes dito especificamente quando devem regressar para reexame. Os procedimentos de limpeza devem ser demonstrados durante várias das consultas de ajustamento e deve ser-lhes fornecida uma escova de dentaduras e um banho de dentaduras.

Reformas:

Um diagnóstico cuidadoso deve ser essencial antes de qualquer prótese ser recolocada. Se uma dentadura de um doente geriátrico tiver de ser recolocada devido à incapacidade do dentista para construir novas dentaduras completas, por qualquer razão, as relações existentes entre os maxilares e a disposição dos dentes devem ser satisfatórias. A recolocação de uma prótese quando existem condições adversas só irá agravar a dificuldade e o doente pode ficar muito melhor se a prótese for deixada em paz. O reposicionamento de uma prótese não corrige os rebordos não estendidos que resultam de ajustamentos frequentes. O reembasamento deve ser evitado se a reabsorção óssea for maior.

Modificação de uma prótese removível existente:

Indicação

- Fragilizado

- Doente com stress financeiro

- Deficiência cognitiva

Há situações em que o doente e os membros da família compreendem as deficiências da prótese existente, mas mesmo assim não a querem mudar. O dentista deve estar disposto a dedicar o tempo que for necessário para explicar a gama de escolhas e a provável qualidade comprometida dos resultados destas várias estratégias de "modificação". A extensão do rebordo e a adaptação podem ser melhoradas através de um reembasamento ou de um reembasamento, desde que o desgaste seja menor.

As estribos laterais da cadeira são por vezes decepcionantes pelo facto de ser difícil obter uma vedação periférica aplicando pressão seletivamente nos vestíbulos e nas regiões posteriores. Além disso, requerem uma substituição frequente. O reembasamento em laboratório é superior ao reembasamento em consultório, porque o médico tem a oportunidade de desenvolver cuidadosamente as extensões dos bordos com o composto, em vez de tentar desenvolver os bordos, os contornos dos tecidos, as dimensões verticais e a relação cêntrica de uma só vez com um material de consultório. O postdam pode ser desenvolvido através da utilização de cera fluida ou do método de raspagem em laboratório.

Implantes para geriatria:

O aumento da necessidade de serviços relacionados com implantes entre os adultos mais velhos resulta do efeito combinado de múltiplos factores como

- Perda de dentes

- Condição anatómica das cristas edêntulas

- Desempenho inadequado da prótese removível

- Necessidades psicológicas do paciente

- Resultados previsíveis a longo prazo de próteses suportadas por implantes

- Maior sensibilização da profissão e do público para os benefícios dos implantes.

Indicação para implantes dentários:

Os implantes como opção de tratamento só devem ser considerados se a solução protética convencional tiver desvantagens claras para o doente no que respeita a

- Aspectos funcionais e estéticos

- Proteção da dentição residual

- Stress psicológico

- Considerações económicas

Contraindicação para implantes dentários:

A menos que o paciente seja conhecido e tratado há anos, o médico não deve aceitar casualmente declarações do paciente que garantam um bom estado de saúde geral. Em todas as circunstâncias, deve ser assegurada informação médica adequada. No doente idoso, através de uma entrevista e recolha do historial, de um exame físico cuidadoso e de uma consulta médica, quando apropriado, a contraindicação de implantes para geriatria pode incluir

A) Contra-indicações médicas.

- Doenças sistémicas -Osteoporose

- Diabetes

- Perturbações mentais - Esquizofrenia

- Padrão de comportamento persistente e inflexível

B) Contraindicação dentária

-Bruxismo ou hábito parafuncional

Limite de idade para o implante:

De acordo com a experiência adquirida até à data, não é possível estipular um limite de idade superior claro em pacientes saudáveis. Deve decidir-se, caso a caso, se o vigor geral, a destreza manual e o estado clínico permitem ou não a utilização de implantes dentários endósseos.

Planeamento do tratamento e opções em implantologia dentária para geriatria:

O plano de tratamento baseia-se nas necessidades, desejos e compromissos financeiros do paciente. A decisão de utilizar implantes dentários para a reconstrução da dentição frequentemente perdida deve ser tomada em conjunto pelo doente e pelo dentista assistente. O exame clínico e radiográfico do paciente geriátrico que está a ser considerado para a reconstrução com implantes dentários deve ser efectuado da mesma forma que para qualquer paciente com implantes.

A implantologia dentária melhora os projectos de restauração através do fornecimento de pilares adicionais. Em casos de desdentados parciais, o número de implantes deve corresponder à quantidade de dentes a serem substituídos ou menos se for planeada uma ponte. O tipo de restauração fixa (cimentada ou aparafusada) depende da quantidade de estruturas de tecidos duros e moles substituídas e das exigências estéticas resultantes, dos meios preferidos de recuperação e do desenvolvimento ótimo da oclusão.

Discussão

Durante um milénio, um foco consistente de muitos dentistas tem sido a substituição de dentes em falta. Nenhum segmento etário da população é melhor com dentes em falta os dentes dos adultos, tal como os idosos. O número médio de dentes perdidos por pessoa aumenta com o avançar da idade. A substituição dos dentes em falta é um serviço que a profissão dentária pode potencialmente prestar de forma mais alargada e em maior grau aos pacientes mais idosos. Gambucci e outros relataram que uma maior proporção do tempo de cadeira do dentista foi dedicada a serviços de prótese dentária removível para pacientes com mais de 60 anos do que para serviços de prótese dentária removível para pacientes de idade mais jovem.

Durante várias décadas, a literatura protética tem contido relatórios clínicos sobre a gestão do paciente geriátrico edêntulo. Embora tenha havido pouco acordo sobre a técnica exacta mais adequada, o consenso é um desafio considerável. A adesão aos princípios fundamentais dos cuidados protéticos no tratamento do paciente idoso continua a ser o argumento defendido pela especialidade. Zarb, nas suas observações iniciais no Simpósio de Toronto de 1994 sobre o tratamento protético do paciente geriátrico, afirmou que "os pacientes idosos são um grupo especial que requer uma gestão experiente para lhes proporcionar os melhores resultados de tratamento". Heartwell e Rahn recomendaram que, se um profissional não tiver a elegância, a paciência ou os conhecimentos necessários para tratar o paciente geriátrico, deve encaminhá-lo para alguém que tenha essas qualificações.

Os sinais e sintomas de alterações psicológicas, fisiológicas e patológicas podem ser observados e registados durante a entrevista inicial, antes da entrevista de consulta e do exame intra-oral. Não há justificação para submeter um doente geriátrico a exames e procedimentos de diagnóstico extensos se o examinador estiver razoavelmente seguro de que a condição psicológica ou física do doente é tal que o tratamento será muito limitado. Existem numerosas literaturas sobre revisões, inquéritos e gestão da geriatria.

Em 1996, Ronald P fez uma revisão sobre implantes para pacientes edêntulos, incluindo a indicação, a avaliação pré-tratamento e o planeamento do tratamento. Concluiu que é da responsabilidade do dentista discutir todas as potenciais opções de tratamento com o doente. O doente poderá então escolher a opção que mais lhe convém.

Patrick M. Lioyd, em 1996, fez uma revisão sobre a terapia de prótese completa para o doente geriátrico. Falou da importância acrescida da saliva, da moldagem, da dimensão vertical da oclusão, da relação cêntrica e da seleção de dentes anteriores e posteriores. Concluiu que uma abordagem mais preventiva às necessidades de serviço ao longo da vida dos doentes com prótese total ajuda a reduzir o estereótipo negativo associado ao doente geriátrico com prótese.

Samuel et al, em 1997, discutiram as considerações protéticas para o doente idoso. Também elogiou os desafios do tratamento protético para o doente idoso.

Richard et al, em 1997, debateram o planeamento do tratamento do doente idoso com implantes. Concluiu que a utilização de implantes dentários em pacientes mais velhos se baseia principalmente na necessidade de um paciente que não está a funcionar adequadamente com próteses removíveis convencionais, seguida do desejo de uma maior retenção e estabilidade, que foi cuidadosamente avaliada para obter objectivos finais realistas.

Marxkors R, em 1989, fez uma revisão sobre considerações especiais no tratamento protético dos idosos. Sugeriu que a extração de todos os dentes remanescentes deve ser feita num procedimento passo a passo prolongado e com a utilização de uma prótese extensível. Os factores importantes a considerar são a manutenção da prótese, a estética e a multimorbilidade do doente geriátrico.

Thomson kim et al, em 1992, realizaram um inquérito sobre dentaduras, necessidades de tratamento protético e saúde da mucosa numa população idosa institucionalizada. O seu inquérito a 359 idosos residentes em casas de repouso e hospitais geriátricos mostrou que 80,5% eram totalmente desdentados. As próteses totais superiores e inferiores eram usadas por 64% da amostra total e 31% do grupo dentado usava uma ou mais próteses parciais.

Fiske J, em 2000, publicou um artigo sobre as implicações da formação, a base de conhecimentos e competências necessárias, os benefícios e limitações tanto para o prestador de serviços como para o utente, o equipamento disponível e o custo/financiamento da medicina dentária domiciliária. Concluiu que os serviços de cuidados dentários ao domicílio têm de ser desenvolvidos através da melhoria dos programas de formação pré e pós-doutoral e do estabelecimento de uma remuneração realista para as equipas dentárias que prestam estes cuidados, de modo a que os idosos deficientes não institucionalizados possam ter acesso a cuidados de saúde oral.

Newton J.P et al, em 2004, utilizaram a tomografia computorizada (TC) para determinar se a retenção de um pequeno número de dentes no adulto mais velho, utilizados para suportar sobredentaduras, poderia afetar a área da secção transversal (AST) e a densidade de raios X de dois músculos de fecho do maxilar. Concluíram que um pequeno número de dentes no adulto mais velho utilizado para suportar sobredentaduras parece sustentar a CSA de dois músculos de fecho do maxilar e, por conseguinte, poderia melhorar a capacidade mastigatória destes pacientes em comparação com os edêntulos.

Conclusão

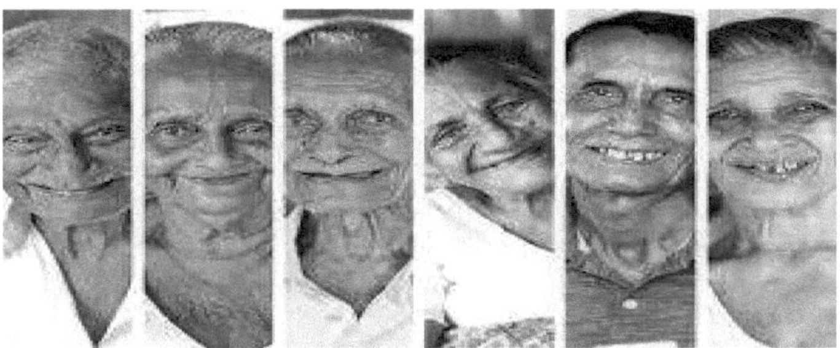

Os idosos têm tanto o maior nível de necessidade de serviços protéticos como o maior grau de factores dentários, médicos e comportamentais complicadores. A idade, por si só, não é uma contraindicação para um tratamento protético complexo; os pacientes de idade avançada podem ainda ter muitos anos de vida pela frente, durante os quais apreciarão as vantagens estéticas e funcionais de uma dentição restaurada. Os aspectos dentários do planeamento do tratamento protético para o paciente idoso devem centrar-se na integridade dos dentes individuais, bem como na contribuição potencial de cada dente para o sistema mastigatório. Desta forma, o clínico está mais bem preparado para antecipar toda a gama de desafios oclusais e funcionais de restauração que poderão surgir no decurso do tratamento.

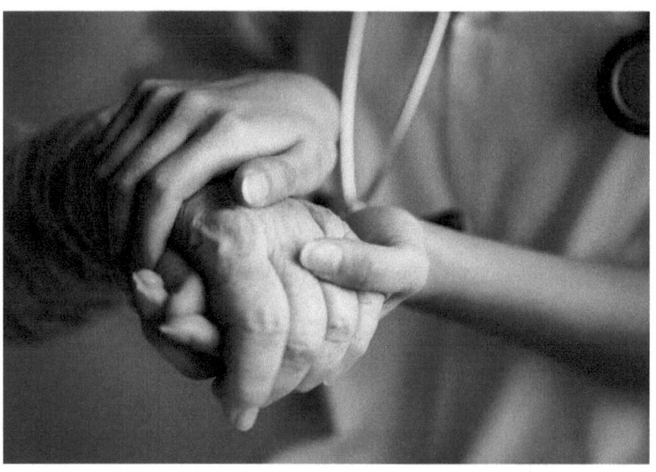

Referências

Referência de livros didácticos

1) Sheldon Winkler. Essentials of complete denture prosthodontics (Fundamentos da prótese dentária completa). 2nd ed. Ishiyaku Euro America, inc; 1996. P.441-55

2) Arthur O. Rahn, Charles M. Heartwell, Jr. Textbook of complete dentures. 5th ed. Lea & Febiger, 1993. P.141- 62

3) Ejvind Budtz-Jorgensen, Dr. Odont. Prosthodontics for the elderly Diagnóstico e tratamento. Quintessence publishing Co, Inc;1999.

4) Bengt Owall, Arnd F. Kayser, Gunnar E. Carlsson. Prosthodontics principles and management strategies. Mosby -Wolfe; 1996 .p. 81-95.

Referências de jornais

1) Miller TE. Emergências geriátricas e próteses curadas com luz visível. Compêndio 1989; 10(11): 610-5,818-9

2) Marxkors R. Considerações especiais no tratamento protético dos idosos. Dtsch Zahnarztlz 1989; 44(1): 17-9 (Artigo em alemão)

3) Iacopino A.M, Cinoti W.R, Biber C.L. Geriatric dentistry and the Alzheimer's patient; management techniques and service delivery. JNJ Dent Assoc 1989; 60(4): 47-50

4) Thomson W.M, Brown R.H, Williams S.M. Dentures, Prosthetic treatment needs, and mucosal health in an institutionalized early population. NZ Dent J 1992; 88(392): 551-5

5) Stranger M.S. Dental health among homebound elderly. J Public Heath Dent 1993; 53(1): 12-6.

6) Dolan TA, Atchison KA. Implicações do acesso, utilização e necessidade de cuidados de saúde oral por parte dos idosos não institucionalizados e institucionalizados no sistema de prestação de cuidados dentários. J Dent Educ 1993; 57(12): 876-87

7) Iacopino A.M, Wathen W.F. Um sistema de tratamento protético amovível portátil e de baixo custo para os idosos comprometidos. J Dent update 1994 May; 21(4): 166-72.

8) Muller N. Reabilitação da função mastigatória e cuidados posteriores em geriatria. Fortschr Med 1996: 26: 114(22-23): 270-2.

9) Ronald P. Desjardins. Implantes para o paciente desdentado. DCNA 1996; 40(1): 195-215

10) Patric K.M. Lioyd. Terapia de dentição completa para o paciente geriátrico. DCNA 1996; 40(1) 239-254.

11) Samuel R Zwetch, Ken Baum, Kenneth shay. Considerações protéticas para o paciente idoso. DCNA 1997; 41(4): 817-845.

12) Richards, Truhlar, Anthony J. Casino. Planeamento do tratamento do paciente idoso com implantes. DCNA 1997; 41(4): 847-859.

13) Fiske J. The delivery of oral care services to elderly people living in a non-institutionalized setting. J Public Health Dent 2000; 60(4): 321-5

14) Newton JP, McManus FC, Menhenicks. Músculos maxilares em pacientes idosos com sobredentaduras. Gerodontologia 2004; 21(1): 37-42.

Índice

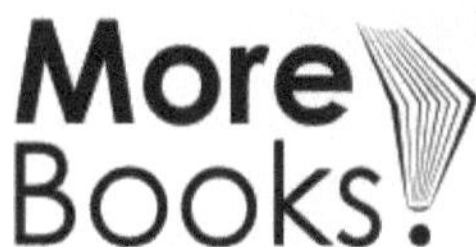

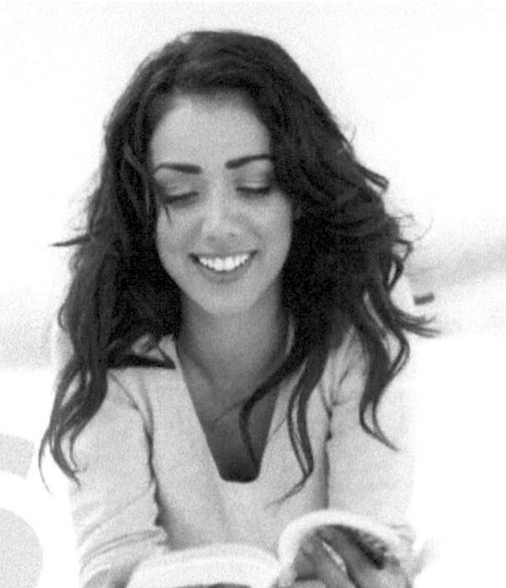

yes I want morebooks!

Buy your books fast and straightforward online - at one of world's fastest growing online book stores! Environmentally sound due to Print-on-Demand technologies.

Buy your books online at
www.morebooks.shop

Compre os seus livros mais rápido e diretamente na internet, em uma das livrarias on-line com o maior crescimento no mundo! Produção que protege o meio ambiente através das tecnologias de impressão sob demanda.

Compre os seus livros on-line em
www.morebooks.shop

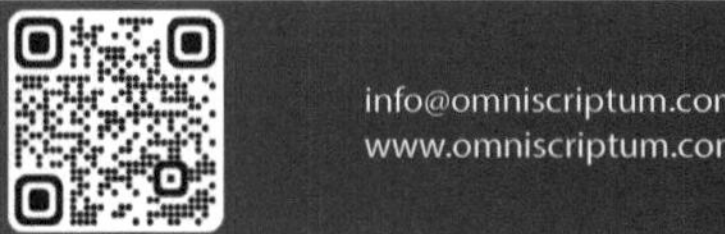

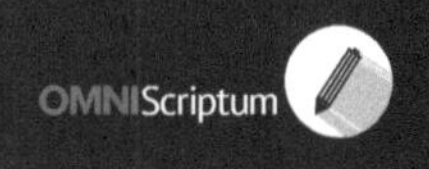

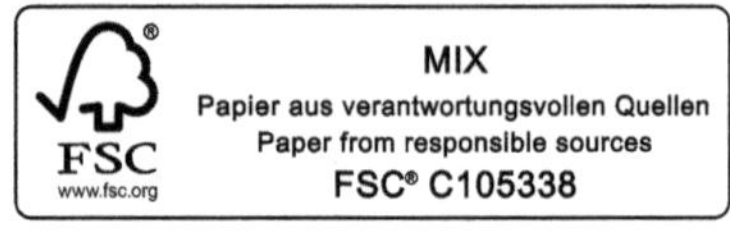

Printed by Books on Demand GmbH, Norderstedt / Germany